PRINCIPES

À SUIVRE DANS L'ÉTUDE ET L'ENSEIGNEMENT

DE L'ANATOMIE HUMAINE.

DISCOURS

PRONONCÉ A L'OUVERTURE DU COURS D'ANATOMIE

DE LA Faculté de Médecine de Montpellier pendant l'année 1852-'53,

PAR

J. BENOIT,

PROFESSEUR ET CONSERVATEUR DES COLLECTIONS DU MUSÉE ANATOMIQUE DE LADITE FACULTÉ, MEMBRE DE L'ACADÉMIE DES SCIENCES ET LETTRES DE MONTPELLIER, DES SOCIÉTÉS DE MÉDECINE DE BORDEAUX, TOULOUSE, MARSEILLE, TOURS, BLOIS, LYON, GAND, BRUGES; ANCIEN CHIRURGIEN CHEF DES HÔPITAUX,

CHARGÉ DU COURS D'ANATOMIE.

1852

DES PRINCIPES

QUI DOIVENT DIRIGER DANS L'ÉTUDE ET L'ENSEIGNEMENT

DE L'ANATOMIE HUMAINE.

DISCOURS

PRONONCÉ A L'OUVERTURE DU COURS D'ANATOMIE

à la Faculté de Médecine de Montpellier pendant l'année 1852-53,

PAR

J. BENOIT,

PROFESSEUR-AGRÉGÉ ET CONSERVATEUR DES COLLECTIONS DU MUSÉE ANATOMIQUE
DE LA MÊME FACULTÉ, MEMBRE DE L'ACADÉMIE DES SCIENCES ET LETTRES
DE MONTPELLIER, DES SOCIÉTÉS DE MÉDECINE DE BORDEAUX, TOULOUSE,
NANTES, TOURS, BLOIS, LYON, GAND, BRUGES; ANCIEN CHIRURGIEN CHEF
INTERNE DES HÔPITAUX;

CHARGÉ DU COURS D'ANATOMIE.

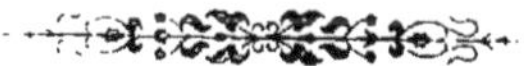

MONTPELLIER

J. MARTEL AINÉ, IMPRIMEUR DE LA FACULTÉ DE MÉDECINE,
rue Canabasserie 10, près la Préfecture

1852

MESSIEURS,

Celui qui médite l'histoire des Sciences, qui suit pas à pas les œuvres de création et de perfectionnement de l'Intelligence humaine, est frappé par l'évidence d'une vérité aussi instructive qu'encourageante. Il acquiert bientôt l'heureuse conviction que toute idée, importante sous le rapport du juste, du beau ou de l'utile, s'élève peu à peu, malgré les obstacles qu'elle rencontre, prend sa place dans le domaine de la spéculation ou dans celui de la pratique, dans le monde intellectuel ou dans la vie d'application, et qu'elle se déploie graduellement jusqu'aux limites de son extension légitime, pour porter les fruits qui consacrent son adoption.

Arrêtez votre pensée sur la manière dont l'Anatomie a obtenu son inscription au nombre des sciences médicales. Voyez cette branche de notre art, d'abord inconnue, puis soupçonnée, plus tard essayée, ébauchée par des esprits supérieurs, tour-à-tour proscrite et tolérée, devenue enfin une science désirée, cultivée avec prédilection, féconde en précieux résultats, et concluez avec moi à la nécessité qui nous dominera toujours, d'avouer tôt ou tard, et d'accueillir avec faveur toute chose qui conduit au double but de satisfaire notre curiosité naturelle ou de servir à nos besoins.

Quelle science nous offre plus de vicissitudes dans sa marche et dans ses progrès? Avant le moment où la fixité de ses principes, la fidélité de ses tableaux, les avantages manifestes de ses applications ont fait succéder à des oscillations fâcheuses la faveur d'un jugement éclairé et dès-lors équitable, l'anatomie n'était qu'un de ces filons de temps en temps entrevus et dont l'exploitation largement ouverte était réservée à l'époque moderne.

La Médecine proprement dite, ou l'art qui cherche à guérir, a certainement existé avant l'anatomie.

L'espèce se perpétue, mais les individus sont et ont toujours été périssables. Le genre humain a donc présenté dès son enfance, comme il nous les offre aujourd'hui dans des modes variés, ces dispositions aux désordres vitaux et organiques qui conduisent à la mort. La première douleur et la première idée de soulagement ou de guérison ont assurément la même date ; et si le désir d'approfondir la structure de son propre corps est venu à l'homme, il a fallu, pour vaincre les répugnances suscitées par une semblable étude, qu'un nouveau motif stimulât son zèle et qu'il comprît tout ce que la connaissance des organes pouvait faire jaillir de lumière sur la notion de leur trouble fonctionnel.

Cette intuition de la vérité se montra de bonne heure aux Maîtres de la science. GALIEN, dont l'esprit encyclopédique voulut agrandir l'œuvre médicale d'HIPPOCRATE, et qui trouva son siècle plongé dans la plus profonde ignorance de la structure humaine, ne cessa d'exciter ses contemporains aux études anatomiques.

Afin d'entraîner leur conviction, il publia des observations nombreuses propres à démontrer, d'une part, les malheurs occasionnés par l'ignorance de l'anatomie, et, d'autre part, les services que cette science rend à la pratique médicale. On ne pouvait mieux mettre en relief les avantages retirés de l'anatomie par le diagnostic et la thérapeutique, qu'en traçant, comme il le fit, le tableau de paralysies dépendant de la lésion involontaire de nerfs méconnus, et celui d'hémorrhagies mortelles par l'ouverture de gros vaisseaux dont l'opérateur ne connaissait ni le trajet ni l'importance.

A l'exemple de ce grand homme, avant et après lui, ceux qui entrevirent toute l'étendue du domaine médical comprirent et avouèrent la nécessité des études anatomiques.

Mais que d'obstacles vinrent, dans presque tous les âges, faire avorter les projets utiles, déprimer le zèle et paralyser les efforts !

Les nations les plus diverses au point de vue de leur organisation sociale, se sont accordées pour décréter d'une manière absolue l'incompatibilité des études anatomiques avec leurs mœurs et leurs lois.

C'est vainement que l'on chercherait des traces de l'anatomie chez les anciens peuples. Les notions grossières et confuses que l'embaumement, les lésions traumatiques et le sacrifice des victimes avaient inspirées, ne pouvaient revêtir aucun caractère scientifique et profitable.

L'Égypte et la Grèce, ces terres fécondes qui furent comme le berceau de presque toutes les connaissances humaines, ne purent élaborer que les premières données anatomiques.

Ce résultat fut inévitablement lié au règne des préjugés qui pesèrent sur ces nations. Comment les dissections auraient-elles prospéré en Égypte, lorsque les mœurs toléraient qu'on lapidât comme un malfaiteur celui-là même dont on invoquait l'office et qui pratiquait sur le cadavre l'incision nécessaire à l'embaumement ?

Les Grecs ne furent ni plus éclairés ni plus tolérants. Pour eux, le défaut de sépulture était comme une grande calamité, et les lois vengeaient cruellement les morts envers lesquels on avait négligé de remplir le devoir sacré de l'inhumation. Écoutez XÉNOPHON nous rapportant cette terrible sentence des Athéniens qui condamnèrent à la mort six des généraux vainqueurs à la bataille des Arginuses, pendant la guerre du Péloponèse, pour n'avoir pas recueilli et inhumé avec assez de soin les cadavres flottants de leurs concitoyens naufragés.

L'histoire de la plupart des peuples nous offre des traditions aussi funestes à l'établissement d'une anatomie scientifique.

L'École Arabe copia GALIEN, qui n'avait guère approfondi que la structure du singe. Elle repoussa les dissections humaines que la loi du Prophète avait proscrites en défendant l'attouchement des corps morts, et que les préjugés faisaient regarder comme un martyre cruellement senti par le sujet.

Partout nous retrouvons l'empire de ces mêmes préventions. Si, à de rares intervalles, on voit des souverains, tels que les PTOLÉMÉES, fondateurs de l'École d'Alexandrie, PHILADELPHE et EVERGÈTE, l'empereur FRÉDÉRIC II, favoriser les études anatomiques par leurs ordonnances et les encourager par leur exemple, en se livrant eux-mêmes aux dissections, on rencontre presque partout ailleurs ou une indifférence fatale ou des répugnances absurdes. On voit même, vers le milieu du XIIIᵉ siècle, un souverain défendre les dissections comme une œuvre de barbarie détestable, et menacer des peines les plus sévères ceux qui oseraient les tenter.

Tels furent, MESSIEURS, tels sont encore, au sein de quelques peuples arriérés, les obstacles qui devaient étouffer dans son origine l'une des branches de la science médicale les plus attrayantes et les plus utiles.

Et cependant l'Anatomie est sortie victorieuse de cette longue

lutte contre l'ignorance, les lois civiles et les préventions fana-
tiques.

Au milieu de nous, sa culture est non-seulement autorisée,
mais honorée. On a compris enfin que l'on pouvait concilier le
respect dû à la cendre des morts avec les besoins de la science,
et qu'il n'y avait aucune profanation dans des recherches ayant
pour but d'accroître notre pouvoir contre les maux qui nous
atteignent. Sans doute, le corps humain, ce domicile destiné
par Dieu même au séjour temporaire d'une âme immortelle,
reçoit de son contact avec elle quelque chose de sacré et de
respectable. Ce sentiment a dominé chez toutes les nations, et
la sépulture a toujours fait partie du *droit de l'humanité;* mais
ce n'est pas s'inscrire contre des traditions vénérées que de
jeter un regard scrutateur sur des organes qui doivent eux-
mêmes être frappés d'une prochaine et inévitable destruction,
et être bientôt rendus à la terre qui les réclame.

Les Gouvernements modernes n'ont pas seulement placé
l'anatomie sous leur tutelle, mais encore ils l'ont imposée à
ceux qui se destinent à l'art de guérir, et ils prodiguent les ressources matérielles de toute nature aux hommes qui, parcourant
ses voies, consacrent leurs labeurs à assurer son incessante
prospérité.

Ce fait, Messieurs, ce triomphe de l'anatomie ne sont-ils pas
le témoignage le plus éclatant de son utilité? Et pour celui qui
se contente d'un aperçu général et qui ne va point demander
aux applications de détail des preuves plus directes, n'y a-t-il
pas dans l'issue définitive de la guerre faite à notre science

une révélation suffisante du bien qu'elle entraîne après elle, des besoins auxquels elle répond et des satisfactions qu'elle promet à votre esprit ?

Acceptez avec confiance, acceptez dès aujourd'hui cet *à priori* dont vos études ultérieures vous démontreront toute la vérité.

A ceux d'entre vous dont l'esprit positif se complaît dans l'observation directe des créations de la nature, l'anatomie conviendra tout d'abord, comme une science qui constate un merveilleux agencement de parties disparates s'harmonisant sous une loi commune, qui détruit les incompatibilités apparentes, qui assigne aux organes des rôles divers, mais concourant à une même fin, à une même destinée. Elle conviendra mieux encore à ceux qu'excite l'attrait de la connaissance de soi - même : pénétrer les secrets ressorts de sa propre organisation est un désir instinctif qui réclame satisfaction, et dont l'étude de la face matérielle de la vie doit être le premier aliment.

Mais si le fruit que vous devez d'abord retirer de vos études anatomiques est dans l'agrandissement de vos connaissances, dans l'addition de faits nouveaux qui complètent ou corrigent vos idées sur la nature de l'homme, vous trouverez, vous tous qui venez ici demander votre initiation à l'art de guérir, vous trouverez, à mesure que vous avancerez dans notre sanctuaire, que l'anatomie a le droit d'afficher d'autres prétentions, et que sa valeur, au point de vue médical, est incontestable et sanctionnée par d'importants services.

Les satisfactions intellectuelles que l'anatomie apporte à

l'homme du monde se transforment chez le médecin en résultats positifs; et si l'art de guérir a pu exister sans elle et avant elle, nous pouvons néanmoins affirmer aujourd'hui qu'il a puisé à cette source féconde des inspirations éminemment progressives et des certitudes rigoureuses.

Prochainement, Messieurs, il vous sera donné de confirmer ce jugement favorable par votre propre sanction.

Aujourd'hui je viens demander à votre zèle, déjà réveillé par l'attrait de l'utilité, de ne point se laisser refroidir par les obstacles, par les répugnances que vous rencontrerez dans les avenues de la science anatomique.

Son objet est infiniment complexe, et les difficultés de l'étude sont toujours en raison de la complication des faits que l'on explore.

Mais ces difficultés, inhérentes au sujet même, peuvent être grandement atténuées par les procédés d'étude et d'exposition, par la manière dont on dégage de ses obscurités le fait, le phénomène que l'on cherche à saisir, la notion que l'on veut s'assimiler.

Afin d'éviter que l'esprit se fourvoie dans des recherches stériles ou superflues, il faut bien connaître préalablement le but que l'on veut atteindre et la méthode qui nous y conduira le plus directement et avec sûreté.

L'indécision sur le point vers lequel on tend, une marche incertaine et vacillante neutraliseraient l'émulation, enlèveraient à la conviction personnelle cette force qui précipite le progrès et qui provoque une alliance fructueuse entre la raison calme et la passion louable qui doit animer nos travaux.

J'ai désiré consacrer cette première entrevue à vous prémunir contre toute fausse interprétation relativement à la valeur des faits anatomiques, contre l'exagération de certains esprits enthousiastes qui amoindrissent une bonne cause en opposant une réaction démesurée à des dénigrements systématiques.

Enfin, j'ai voulu alléger le poids de vos labeurs futurs, en vous montrant par quelle méthode la science peut être mise à la portée de toutes les intelligences, et par quels procédés on rend le plus facilement saisissables tous les détails qu'elle embrasse.

L'anatomie humaine peut aujourd'hui être considérée comme constituée. Elle a sans doute des progrès à accomplir, car c'est une loi à laquelle aucune science ne peut se soustraire; mais il nous est permis de dire, dans une enceinte médicale, qu'il faut plutôt rechercher maintenant le moyen de profiter de ses acquisitions que courir après de nouvelles découvertes.

Telle qu'elle s'offre à nos yeux, l'anatomie n'est point la description simple de quelques tissus, de quelques parties du corps humain. Son but réel est la connaissance de tout ce qu'il y a en nous d'organique, de matériel, non pas seulement au point de vue de la forme et de la situation des organes, mais encore au point de vue de leurs rapports mutuels, de leur texture intime, de leur formation, de leur évolution, de leurs changements successifs suivant les âges et les individus, de leur état avant ou après la mort, et même, dans un appendice inséparable, de leurs anomalies et de leurs altérations, causes ou effets des désordres qui ont épuisé la vie.

Tous les faits de son domaine sont susceptibles de se grouper sous des lois générales qui les éclairent et donnent à la science un caractère élevé, une allure philosophique. Ils servent de base à de véritables principes, à des dogmes fondamentaux que les Cuvier, Geoffroy, Serres, Meckel et autres ont formulés, et que nous aurons soin d'exposer d'une manière opportune, en élaguant tout ce qui est hypothétique ou dont l'utilité est contestable.

C'est en accomplissant cette partie difficile de notre tâche que nous verrons surtout intervenir avec fruit l'étude comparative des caractères anatomiques des animaux, aux diverses époques de leur vie.

Il n'est, en effet, aucun organe, aucune fonction du corps humain sur lesquels l'anatomie comparée ne puisse jeter quelque lumière. Si nous étudions le cadavre, c'est pour arriver à la notion de l'homme vivant. La description graphique du premier et son analyse la plus pénétrante resteraient sans profit pour le médecin, si elles ne nous aidaient à mieux connaître le jeu des fonctions, les motifs de leur intégrité et ceux de leurs désordres.

On comprend dès-lors combien il serait avantageux d'étudier l'organe en action et lorsqu'il est plein de vie ; combien il serait important de pouvoir déterminer sa part d'influence dans l'ensemble des mouvements auxquels il prête son concours. L'isoler, même par la pensée, est chose impossible. Toutes les parties de la machine animale sont unies par une chaîne indissoluble. En séparer une de la masse, c'est la reporter dans l'ordre des substances mortes ; c'est rompre la loi des synergies, des dépendances réciproques, qui de leur réunion forme un tout indivisible.

Heureusement l'anatomie comparée vient à notre secours. La nature semble nous avoir préparé elle-même le moyen de suppléer à cette impossibilité, et celui de porter directement notre observation sur chaque partie vivante.

Elle nous présente, aux différents degrés de l'échelle animale, presque toutes les combinaisons possibles d'organes ; elle nous les montre réunis deux à deux, trois à trois, et dans toutes les proportions, dans toutes les périodes de leur développement. Il n'en est, pour ainsi dire, aucun dont elle n'ait privé quelque classe ou quelque genre d'animaux, et il suffit, comme l'avait pressenti Cuvier, de bien examiner les effets produits par ces réunions et ceux qui résultent de ces privations, pour en déduire des conclusions très-vraisemblables sur la nature et l'usage de chaque organe, de chaque forme et de chaque partie d'organe. Ces compositions animales, ainsi diversifiées, mettent à nu l'essentiel et l'accessoire, et la relation intime qui existe entre une fonction et l'organe qui en est l'instrument.

Par cette heureuse combinaison de l'étude de la structure humaine avec celle du corps des animaux, on voit le rôle et l'utilité de la matière qui a vécu être révélés par le jeu de la matière qui vit encore. De là, des flots de connaissances auxquelles s'ouvre notre entendement; de là, des analogies légitimes, souvent premier jalon indiquant une théorie rationnelle qui pénètre dans la science, pour l'éclairer de soudaines lumières et en élargir les applications.

L'anatomie humaine n'est donc pas, à nos yeux, une science isolée; elle touche par une foule de points à des connaissances d'un autre ordre dont elle se garde bien de répudier les services.

A son tour, notre anatomie concourt au développement d'autres sciences, et, ce qu'il nous importe de reconnaître particulièrement, elle s'offre à nous comme une des principales colonnes de l'édifice médical.

Les témoignages de son influence se rencontrent à chaque pas dans la route qui doit vous conduire à l'Art Salutaire. Ce n'est point un auxiliaire indifférent, qui soit entré dans le plan de votre instruction médicale par un pur artifice de l'esprit. C'est une science qui a pour garantie de l'intérêt sérieux qu'elle nous inspire sa valeur fondamentale et ses utiles applications.

Elle est compatible avec toutes les vérités de l'ordre métaphysique, vital ou intellectuel, et, dans le domaine de l'art, elle justifie l'accueil sympathique dont on l'honore par les bienfaits dont elle est la source.

Le diagnostic des maladies, c'est-à-dire la notion exacte de tout ce qui établit leur origine et leur nature; le pronostic, c'est-à-dire cette notion anticipée du but vers lequel marche l'organisme souffrant, reçoivent du fait anatomique une clarté, une précision qui facilitent l'indication thérapeutique.

Ces avantages sont surtout manifestes dans les maladies dont le phénomène initial est dans l'agrégat matériel du corps vivant, et dans celles qui nécessitent notre intervention chirurgicale. Qui oserait porter un instrument au sein des organes, si une étude préalable et minutieuse n'avait rendu ces derniers comme transparents aux yeux de l'opérateur?

Après avoir fait à l'Anatomie la large part que la justice réclame pour elle, permettez-moi quelques réflexions restrictives.

Elles me sont inspirées par la tendance de certains Anatomistes modernes, qui, pénétrés d'enthousiasme à la vue des progrès réels de leur science, se font illusion sur sa destinée véritable, et rêvent une médecine anatomique. Accordant à la notion du siége des maladies une prépondérance exclusive, ils laissent absorber toutes les forces de leur esprit par cette unique contemplation.

Je vous signalerai les écueils contre lesquels ils vont échouer, et, au foyer d'une doctrine plus compréhensive, vous pourrez rectifier vous-mêmes une direction viciée par l'estime exagérée que l'on accorde à des études favorites.

Si l'on parcourt l'histoire des corps vivants, depuis leur formation jusqu'à leur mort, on ne trouve dans leurs molécules matérielles ni la cause ni les conditions des phénomènes qui se succèdent en eux. Il existe une influence dominatrice, un principe indéterminé qui met en jeu les rouages organiques, donne l'impulsion à la matière, qui , en un mot, nous *fait vivre*.

Lorsque cette cause insaisissable , à laquelle l'intelligence s'élève par l'observation de ses effets, s'exerce d'une manière anormale , elle provoque des altérations anatomiques qui ne sont que des manifestations morbides secondaires. L'École de Montpellier attache une importance spéciale à cette distinction essentiellement pratique entre les maladies où l'idée de siége est subalterne , et celles où la dégradation des organes est le fait initial et dominant.

Il vous est facile de comprendre que la médecine exclusivement anatomique est prise au dépourvu dans les maladies qui ne sont que des désordres fonctionnels, dans celles où une affection toute dynamique a présidé à l'altération des instruments, ou est venue modifier les progrès et la nature même des lésions.

Ces idées sommaires que de savants Collègues vous démontreront dans toute leur ampleur, assignent à l'anatomie humaine, hygide et pathologique , une limite d'influence qu'elle ne peut dépasser sans danger.

En la retenant dans son domaine réel , nous lui réservons avec plus de sûreté ses priviléges, nous désarmons les critiques que suscitent toujours des prétentions illégitimes , nous écartons tout prétexte à une proscription injuste, et nous assurons les succès attachés à la mission qu'elle doit remplir.

Ceux qui ont voulu aller plus loin ont été séduits par des

déductions analogiques trompeuses. Ils ont vu, par exemple l'histoire naturelle s'asseoir sur des bases solides, alors seulement que, fidèle à l'impulsion communiquée par le génie de Cuvier, elle a pris l'anatomie comparée pour point de départ de ses recherches, de ses classifications. Ils ont trouvé dans la physiologie de l'animal, dans ses mœurs et ses instincts, une corrélation nécessaire avec sa structure, de manière à pouvoir conclure de l'un à l'autre, et ils ont pensé que la même méthode pouvait être fructueusement importée dans la médecine, qui donnerait ainsi les organes sains ou malades comme point d'appui constant de ses descriptions et de ses doctrines.

Mais quelle différence, sous ce rapport, entre le Naturaliste et le Médecin!

L'un et l'autre, dirons-nous avec le professeur Cruveilhier, observent la nature; mais le premier observe une nature régulière toujours identique à elle-même, la contemple à loisir, voit se reproduire mille fois les mêmes phénomènes, et les provoque au besoin en employant la voie expérimentale. Le Médecin, au contraire, peut à peine suivre de la pensée la marche tantôt lente, tantôt rapide des maladies, leurs innombrables variétés et leurs complications.

Or, on l'a dit avec raison, il n'existe peut-être pas une maladie simple en médecine, pas deux faits qui se ressemblent parfaitement. Autant de maladies, autant de problèmes nouveaux à résoudre. Les faits médicaux ne sont pas des unités du même ordre, et voilà pourquoi les préceptes et les faits de l'art ne peuvent pas être enfermés dans l'inflexibilité des nombres.

Votre conviction sera la nôtre , si vous ajoutez enfin à ces causes majeures de différences , celles qui se rattachent à l'exercice de l'un des éléments spéciaux de la nature humaine, l'élément intellectuel, ce magnifique attribut qui entraîne après lui tant de biens et tant de maux , et qui préside à tant d'actes contingents. Son caractère essentiel est de révéler sa spontanéité par des créations physiologiques ou morbides qui échappent à nos prévisions les mieux fondées, et réduisent à néant tous les calculs mathématiques du savant CONDORCET sur les probabilités et les vraisemblances morales.

Cette manière d'envisager la science que je suis chargé de vous enseigner, vous offre pour garantie la concordance de nos doctrines avec celles des Maîtres exempts de prévention qui ont observé l'homme sous toutes ses faces, et n'ont donné une prépondérance exclusive à aucune des études particulières dont il peut être l'objet.

Ces pensées animent l'esprit de notre École, et lorsque, au point de vue médical, vous toucherez à votre maturité, vous saisirez la vérité par vous-mêmes, et vous conviendrez, je l'espère, qu'en suivant une pareille route, je n'ai donné à personne le droit de soupçonner une condescendance inopportune pour quelque nom haut placé dans la science. Vous ne me reprocherez point d'avoir suivi un drapeau uniquement par confiance en ceux qui le portent auprès de nous.

Après avoir esquissé le véritable rôle de l'Anatomie dans la

Médecine, mon devoir, ai-je dit, est de vous montrer le chemin qui conduit le plus directement à cette science, de vous ex-poser, en un mot, la *méthode* qui doit, à mon avis, présider à son enseignement et à son étude.

Courir d'une observation à une autre sans avoir préalablement arrêté un plan d'exposition, ce serait condamner mes efforts et votre zèle à une inévitable stérilité. Dès aujourd'hui, je dois entre vous et moi placer un lien qui nous unisse, afin que nous puissions marcher ensemble à la lumière du même flambeau.

La méthode, a dit BICHAT, un des plus grands anatomistes modernes, est le lien qui attache celui qui apprend à celui qui démontre; c'est un point d'appui commun qui soutient l'attention de l'un et la mémoire de l'autre. Elle double l'intelligence du premier et multiplie la fécondité du second.

Parmi les méthodes dont on a fait l'application à l'Anatomie, il en est d'arbitraires, d'hypothétiques, dont le temps a déjà fait justice, et qui méritent à peine une mention.

Dans les âges passés, lorsque l'étude de la structure humaine était négligée ou impossible, on vit les Médecins, dans l'indigence des observations directes, rassembler les données de la tradition, et combinant ces données, créer et enseigner à la place de la réalité, des conjectures anatomiques et physiologiques.

Telle est la tendance de l'esprit humain. Lorsque les recherches expérimentales sont suspendues et que les connaissances positives font défaut, il se jette dans les abstractions, et alors, — faits exposés et méthode d'exposition, — tout est confus, incohérent et transitoire.

Voyez Hérophile, ce brillant élève de l'École d'Alexandrie dont Galien a rendu un si beau témoignage.en disant : qu'il fut un homme consommé dans l'anatomie et dans la médecine ; Hérophile admet trois sortes de nerfs qu'il décrit avec .leurs systèmes contigus : les uns, servant aux sensations, ministres de la volonté, naissant du cerveau et de la moelle ; les autres venant des os et allant se terminer à d'autres os ; les troisièmes ayant leur origine dans les muscles. Trompé par l'aspect et l'organisation apparente des tissus, il confond tous les organes blancs et fibreux, et leur assigne une même nature, une même fonction.

Avec les progrès de la science ont apparu d'autres idées plus justes, d'autres méthodes plus rationnelles. Dépouillées de tout dangereux *à priori*, ces dernières ont pris pour base la marche naturelle de l'esprit humain, lorsqu'il veut arriver à des notions expérimentales.

Ici la synthèse ou l'analyse, ou l'une et l'autre à la fois et dans un ordre variable, ont été considérées comme les plus précieuses ressources de l'esprit.

Tous les phénomènes de la nature, dans le règne inorganique comme dans les corps doués de la vie, sont unis par une chaîne non interrompue. Actes et substances nous offrent un tout que notre intelligence ne peut saisir d'emblée, et au sein duquel nous traçons comme points de repaire des limites conventionnelles qui ne peuvent détruire l'harmonieuse unité du sujet.

Mais si les divisions dans les sciences d'observation sont ainsi artificielles, il ne s'ensuit pas que l'ordre dans lequel on doit les étudier soit arbitraire et indifférent.

Le succès des études est lié au choix d'une bonne méthode, et la meilleure est celle qui est à la fois la plus commode à suivre et la plus propre à graver dans notre mémoire les faits que nous nous proposons d'y fixer.

La méthode est le moyen dont l'homme se sert pour arriver à la connaissance des choses, pour saisir les rapports que ces choses ont entre elles, la permanence ou le mode de succession de ces rapports.

Dans les sciences expérimentales, dans l'Anatomie particulièrement, la connaissance des choses et des rapports ne peut être acquise instantanément. L'élève qui aborde ces études a besoin que le maître lui montre le développement de la science qu'il enseigne, depuis le moment où la connaissance ne peut être que rudimentaire, jusqu'à celui où elle complète sa dernière évolution.

Or, comment procède l'esprit humain? — Il s'exerce, Messieurs, toujours de la même manière, souvent par instinct, et sans se rendre un compte exact de ses actes successifs.

Un objet plus ou moins compliqué apparaît à nos yeux : nous saisissons immédiatement tout ce que peut donner cette vue d'ensemble, tout ce qui est patent ; nous faisons, pour me servir d'une expression du chancelier BACON, notre première *vendange*.

Ensuite, notre intelligence déploie son activité en passant d'un premier aperçu à un second. Nous dirigeons notre attention vers les parties de l'objet, nous les examinons l'une après l'autre, nous les comparons entre elles, nous les comparons avec d'autres; et, après avoir saisi tous les détails, tous les rapports qui les lient, nous considérons de nouveau l'objet dans son entier. Munis, cette fois, de notions claires et précises qui nous ont assimilé ces détails, nous reconstituons l'ensemble en mettant en relief ce qu'il offre d'essentiel, en laissant dans l'ombre ce qui n'est que secondaire.

C'est là, je le répète, la route que nous suivons tous, quelle que soit l'importance du but à atteindre.

Une personne inconnue se présente à vos yeux, à l'instant même votre esprit en saisit les formes, les qualités apparentes et distinctives. Ces premières impressions vous suffiraient, au besoin, si vous ne deviez avoir avec elle qu'une relation passagère et s'il vous fallait seulement pouvoir ne pas la confondre avec d'autres.

Mais, si votre position et vos devoirs établissent entre elle et vous un commerce intime et permanent, si vos intérêts vous imposent la loi de pénétrer jusqu'aux replis de son cœur, de découvrir ses qualités bonnes et mauvaises, ses habitudes et ses tendances, alors vous mettez votre attention à l'observer dans tous les détails de sa tenue et de sa conduite. Rien n'échappe à votre analyse, ni les actes qui reflètent ses pensées, ni les traits du visage qui trahissent ses impressions secrètes ; et lorsque vous avez ainsi tout considéré, tout pesé, vous portez votre jugement d'ensemble, vous formulez vos conclusions générales. La personne revient tout entière dans votre résumé sommaire, et votre règle de conduite à son égard est dictée par les dispositions sympathiques, hostiles ou indifférentes que la synthèse a placées dans votre esprit.

Toujours même procédé dans les circonstances les plus diverses.

Le général d'armée qui ne livre rien au hasard et veut sagement instituer le plan d'une bataille, porte d'abord ses regards sur une vaste étendue de pays ; il en considère les grandes dispositions, les objets les plus remarquables.

Ce premier aperçu confirme ou rectifie le choix du terrain sur lequel il désire manœuvrer. Si l'impression est favorable, des éclaireurs vont parcourir les lieux et en rapportent une minutieuse analyse. Alors, grâce à la connaissance complète de tous les détails, il est possible de dresser une carte synthétique, de tout prévoir, de tout calculer, de mettre à profit les moindres accidents géologiques et d'augmenter ainsi les chances heureuses du combat.

Encore un dernier exemple :

J'approche d'un édifice élevé par la main de l'homme avec luxe et magnificence. Mon premier jugement en établit l'har-

monie plus ou moins parfaite, la position absolue et relative.
Les grandes lignes, les grands contours, le genre d'architecture, tout m'apparaît dans son ensemble. Les groupes se confondent et donnent à mon esprit la première impression qui le repousse ou l'attire.

Cette impression perd bientôt sa vivacité. A l'aide de l'analyse, je recherche le caractère propre à chaque détail, à chaque sculpture, à chaque motif individuel; puis, enfin, je pénètre dans l'intérieur, j'en poursuis les détours, je juge la distribution, la solidité de l'œuvre, la concordance de ses diverses parties, et je complète cette étude en revenant sur l'ensemble de l'édifice, en appréciant s'il répond à sa destination. Je puis alors rendre justice au génie qui conçut le monument, et non-seulement communiquer à d'autres mes impressions, mais encore les raisonner et les justifier.

Ces exemples vous montrent notre méthode en action.

L'Anatomiste qui veut transmettre sa science doit suivre une pareille conduite.

Si, faisant le mot *Anatomie* synonyme de celui de *Dissection*, il n'offre d'abord au commençant que des parties isolées, des débris de systèmes ou d'organes, il s'expose à voir languir son élève dans le découragement et l'ennui. Aborder l'étude du corps humain, de ce corps si compliqué, si riche en parties diverses, par la description d'un fragment, par celle de quelques artères, de nerfs, de muscles, abstraction faite de toute considération préalable et introductive, c'est concentrer l'attention sur des détails dont la signification échappe et qui perdent, par cela même, leur intérêt.

Pour que l'esprit de l'élève ne se laisse point rebuter par les difficultés d'une minutieuse et longue énumération, il faut que des réflexions préliminaires aient donné quelque attrait à l'aride tableau qu'on va mettre sous ses yeux. Il faut qu'un premier aperçu, une première vue d'ensemble lui ait apporté la connaissance de tout ce qu'il est permis de savoir sur un appareil, un organe, un système d'organes, dont le rôle, les rapports, les connexions peuvent être énoncés dans un premier signalement et sans l'aide d'une plus sévère analyse.

Cette notion anticipée animera les détails qui devront suivre. Elle donnera à l'élève un avant-goût de cette connaissance parfaite et définitive à laquelle il aspire, et par laquelle il sera initié à tous les faits, à tous les actes qu'on doit retrouver dans l'ensemble.

C'est ainsi que l'exposition des détails, devenue tolérable et instructive, sera un lien intermédiaire qui reliera le point d'arrivée au point de départ. Ce résultat sera d'autant plus certain que l'objet de son étude n'est point indifférent et purement physique, mais doué, au contraire, de ces attributs qui inspirent tôt ou tard un profond sentiment d'admiration.

Les premiers instants de l'examen feront pressentir les fruits agréables qui doivent se trouver au bout de la route pour celui qui aura la force et le courage d'en franchir les parties arides et escarpées.

Essayons une application de ces préceptes.

Si l'étude de l'homme vivant n'était pas une étude aussi vaste, et qu'il fût permis à un de vos Maîtres d'en parcourir seul sous vos yeux toute l'étendue, assurément ce ne serait point par l'analyse qu'il entamerait son sujet. Il ne placerait pas son point de départ dans l'étude d'une ou de plusieurs facultés, énucléées, pour ainsi dire, du sein de l'entendement humain, ni dans celle d'un appareil organique considéré en dehors de ses congénères.

Ses premiers efforts seraient consacrés à caractériser l'objet de son étude en vous montrant tout ce qui lui assigne une place à part dans l'œuvre du Créateur. Il vous dirait ses relations avec le monde extérieur, se diversifiant suivant les âges, son influence dominatrice, les conditions générales de son existence, sa destinée exceptionnelle.

Ensuite, il vous en montrerait les éléments constitutifs, il séparerait la matière du souffle qui l'anime et l'esprit du corps auquel il est uni.

Alors, concentrant votre attention dans une sphère de plus en plus resserrée, il vous conduirait successivement du monde intellectuel au monde physique; il étalerait, d'une part, toutes les merveilles de la sensation, de la perception, de la raison, de la liberté humaine; d'autre part, celles non moins admirables d'une structure matérielle à l'aide de laquelle la vie réalise ses ouvrages.

Enfin, pour une dernière étude, il considérerait l'homme dans son entier, se comportant dans l'état physiologique et dans l'état morbide suivant des lois déterminées qui permettent d'établir la connaissance de ses éléments physiques ou métaphysiques et leur influence mutuelle et réciproque.

Ainsi se compléterait le cercle ouvert à votre réflexion par l'histoire de la vie humaine.

Cette méthode d'exposition est également applicable aux nombreuses divisions qu'imposent les nécessités de l'enseignement didactique, et, pour l'Anatomie, je puis dès aujourd'hui fournir des exemples probants.

Ainsi, lorsque, dans le partage inévitable des divers travaux de l'enseignement, il m'est échu la mission de venir vous initier à la connaissance du système *vasculaire*, irai-je immédiatement confier à votre mémoire la description sèche et décolorée de quelques tubes artériels ou veineux dont je me contenterai de vous dire le nom, l'origine, la direction et les rapports?

Quel attrait pourrait trouver votre esprit dans ces abstractions anatomiques? Il me pardonnera sans doute ultérieurement de pareilles indications dont l'utilité est évidente ; mais, semblable à l'estomac du nouveau-né qui ne tolère d'abord qu'une nourriture convenablement élaborée , et ne peut s'assimiler que tardivement des aliments plus grossiers , votre intelligence demande qu'une transition soit ménagée entre les notions qu'elle a acquises et celles plus arides dont elle doit encore recevoir le dépôt.

Comprenant ce besoin , je commencerai , dès-lors, par vous faire pressentir le rôle essentiel du système vasculaire.

Je vous dirai : Le changement est nécessaire à la vie; les molécules qui font partie de notre corps s'usent et vieillissent; leur renouvellement est incessant , depuis l'heure de la conception jusqu'à la mort.

Il faut donc qu'au sein de notre économie, il existe des messagers porteurs de matériaux nouveaux dans tous les organes, et reprenant à ces organes les matériaux usés pour les expulser et pour les remettre aux appareils qui les revivifient et les rajeunissent.

Cette mission fondamentale est dévolue au système vasculaire qui varie d'une manière admirable sa structure et sa direction pour s'accommoder dans tous les lieux au rôle spécial qui lui est confié. Artères , veines , lymphatiques , chylifères , troncs et capillaires , tous ces canaux donnent accès aux liquides qui portent avec eux des conditions de l'existence.

Les uns sont ouverts à ce fluide sanguin qu'enrichissent la digestion et l'hématose , et qui va donner à tous les tissus leurs éléments réparateurs. Ici , vivacité dans l'action, transport rapide, choc énergique entre le sang et l'organe qui le reçoit , afin qu'une impression dynamique , s'ajoutant à la déposition des molécules , électrise en quelque sorte cet organe et le maintienne à ce degré d'excitation qui est la vie normale.

D'autres canaux prennent le superflu du liquide importé, en même temps que les molécules déjà épuisées par le rôle qu'elles ont rempli. Ici, la grande multiplicité des tubes compense la lenteur de leur action : lenteur expliquée par leur structure, leur direction, leurs rapports, le défaut d'un agent d'impulsion;

lenteur salutaire, car ainsi rien n'est violemment arraché aux organes, les veines et les lymphatiques ne recevant que ce qu'ils rejettent.

Enfin, à côté d'un centre digestif, absorbant et préparant des matériaux étrangers, sont des vaisseaux chilifères, destinés à puiser à cette source pour réparer les pertes définitives, pour remédier à l'insuffisance des appareils que recèle le corps, afin de repétrir en quelque sorte les matériaux qui ont servi, et d'épuiser en eux toutes les qualités nutritives.

Tels sont les caractères généraux et la destination du système vasculaire.

Après avoir épuisé les développements que comporte ce premier aperçu, j'arriverai à des spécialisations de plus en plus restreintes.

Si je désire fixer exclusivement votre attention sur le système *artériel*, je commencerai par peindre à grands traits ses conditions et ses aptitudes.

Veuillez, par la pensée, vous représenter ces nombreux canaux souterrains par lesquels un architecte habile a dirigé vers tous les points d'une cité les eaux nécessaires aux habitants. La forme et la position des tuyaux assurent la liberté de la circulation. Le courant du liquide est déterminé, soit par les effets ordinaires de la pesanteur, soit par un agent d'impulsion, une machine hydraulique établie sur un point central ou culminant. Les subdivisions des canaux sont proportionnelles en nombre à l'éloignement de la source. Des anastomoses mul-

tipliées permettent la circulation, malgré l'obstruction acci-
dentelle de l'un d'eux. Si quelque usine, quelque établissement
d'intérêt public ont besoin d'être plus richement alimentés, des
branches volumineuses fournissent le liquide nécessaire à leur
consommation. Là où doivent aboutir tous les égouts, toutes
les matières impures, on a ménagé un courant rapide qui les
emporte loin de la cité.

Voilà, Messieurs, une grossière mais fidèle image du système
vasculaire à sang rouge que nous offre l'organisation humaine.

Du point central où se produit l'impulsion cardiaque, s'irra-
dient mille canaux portant le fluide nutritif jusqu'aux extré-
mités les plus lointaines. La vascularisation d'un organe est
proportionnelle à son volume ou à l'énergie de sa fonction. Les
grandes masses musculaires sont labourées par les plus gros
rameaux. Les appareils sécréteurs reçoivent avec libéralité le
liquide qui leur fournit la matière première de leur élabora-
tion. Le poumon, cette espèce d'usine organique, n'est vrai-
ment qu'un lacis vasculaire; et le rein, ce véritable égout de
l'économie, est en rapport avec le système sanguin par des
troncs dont le calibre paraîtrait exagéré si l'on n'avait égard
à la fonction.

Pour assurer aux vaisseaux une protection efficace, la nature
les a placés à la partie interne des principales divisions du
corps et dans le sens de la flexion. Le degré de leur pro-
fondeur est proportionné à leur volume, et par conséquent à
leur importance.

Des organes satellites sont comme des tuteurs disposés à côté d'eux, et forment des saillies apparentes qui semblent avoir été créées par une Intelligence prévoyante pour guider notre main, lorsque la Chirurgie doit intervenir et arriver jusqu'à eux. Leurs communications sont innombrables, et l'on voit ainsi les vaisseaux profonds et les vaisseaux superficiels ne former qu'une seule cavité, dont la perméabilité est toujours garantie, quelle que soit la compression subie par les organes ou les obstructions partielles dues au jeu des fonctions ou à des influences extérieures.

La structure des tuyaux artériels est merveilleusement adaptée à leur destination, et permet de devancer les révélations du Physiologiste.

Une membrane interne, lisse et polie, qui semble tenir le milieu entre les muqueuses et les séreuses, favorise le glissement du fluide sanguin, prévient les obstacles et les souffrances dus à des frottements inopportuns.

Une tunique externe, lâche et celluleuse, maintient le vaisseau au contact des organes voisins, sans l'obliger de subir leurs mouvements trop brusques ou trop étendus.

Enfin, un tissu intermédiaire, dense, résistant, donne à l'artère sa forme constante, s'oppose à l'aplatissement de ses parois, à l'effacement de sa cavité, accidents qui absorberaient sans profit une partie de la force impulsive du cœur. De plus, cette dernière tunique, réagissant par son élasticité sur le liquide contenu, supplée l'impulsion qui s'éteint dans les capillaires, et force le sang à progresser jusque dans l'intimité des tissus.

Vous le voyez, Messieurs, la situation des artères, leur volume, leur forme, leur direction, leur origine, leur terminaison, leurs divisions, leurs anastomoses, leur structure, leur destination, voilà des textes nombreux de considérations préliminaires qui disposent l'esprit à des détails moins attrayants, mais dont la connaissance est indispensable pour permettre la reconstitution de l'ensemble, et pour revoir sans confusion l'édifice vasculaire dont on connaît déjà tous les supports.

La méthode d'exposition que je vous indique à l'occasion de l'arbre artériel, je l'appliquerais aussi fructueusement à tout autre système, à tout autre organe.

Je vous démontrerais ainsi le système nerveux, cette partie si remarquable de notre corps, dont l'importance se trahit au premier aspect par le soin qu'a mis la nature à ménager à ses éléments délicats une retraite sûre et inaccessible, dont la prépondérance et le développement exceptionnel laissent deviner tout d'abord la supériorité de l'intelligence humaine.

Je suivrais une conduite analogue en vous décrivant des appareils plus limités, moins considérables par leur volume ou leur fonction.

Ainsi, pour dernier exemple, une étude de la tête osseuse débuterait par les considérations qui complètent ce que la vue simple d'une tête vivante peut faire soupçonner à tout observateur. Viendrait ensuite la description isolée de chacun des fragments qui la composent; et enfin la reconstitution de la boîte céphalique servirait de texte à ces propositions inductives qui élèvent la science en lui donnant un nouvel attrait.

Alors il surgirait de notre étude cette conclusion tout-à-fait inattendue, que la tête n'est qu'une *vertèbre* dont le développement est adapté à sa destination spéciale, et qu'ainsi s'offrent à chaque pas de nouvelles preuves de cette loi à laquelle s'est soumise la nature, en multipliant à l'infini les conséquences d'un même principe, en diversifiant les détails et les usages, sans sortir de l'unité de plan et de composition organique.

En résumé, *vue d'ensemble* qui fixe le sujet, ses limites et son but principal; puis, *analyse* ou morcellement, ensuite *synthèse* ou théorie, et enfin *applications*. Telles sont, Messieurs, les différentes stations que nous impose notre méthode dans l'exposition de la science dont je dois être ici l'interprète.

Je viens de prononcer le mot *application;* c'est, à mes yeux, le complément indispensable de tous nos travaux antérieurs.

A quoi bon les efforts de l'analyse et de la synthèse, si elles se bornent à une stérile et froide décomposition et recomposition des objets, si l'expérience et le raisonnement ne viennent en vivifier les résultats !

L'Anatomie abstraite, telle qu'elle est généralement exposée dans les livres et les amphithéâtres, n'est qu'un aride tableau, qu'une monotone énumération de faces, d'angles et de bords qui ne s'adressent qu'à la mémoire, et dont cette dernière ne reçoit qu'avec peine le lourd fardeau. On a comparé avec raison l'Anatomiste qui se contente d'exposer la conformation des organes, à celui qui croirait avoir fait connaître la toile d'un RAPHAEL, après avoir rendu compte de la position des personnages, des couleurs, des ombres, du clair-obscur, des contours, des dimensions exactes, sans avoir cherché à pénétrer l'action, à deviner le motif, l'intention du peintre.

C'est donc une opération mentale, agissant sur les données de l'expérience et de l'induction, qui donne une valeur réelle à ce qui tombe sous nos sens. Elle rehausse la matière en nous indiquant sa fonction. Du corps nous remontons au phénomène, et ce cadavre froid et mutilé par le scalpel se recompose et se ranime à la voix de celui qui rappelle ses actes accomplis, et qui met au jour l'activité primordiale, intentionnelle de chacun de ses organes.

En premier lieu, l'Anatomie fait donc alliance avec la Physiologie. Par la structure des parties, elle aide à comprendre leurs actes. HALLER, cet illustre Physiologiste, qu'il faudra toujours placer à la tête du dernier siècle, ne cessa de recommander cette méthode, et lia constamment l'histoire anatomique d'un organe à l'histoire de sa fonction.

Les applications physiologiques sont déjà un puissant moyen d'adoucir la froideur et la sévérité de notre science; mais elles sont insuffisantes pour en révéler toutes les séductions, toute l'utilité. Cette première combinaison d'idées fixe votre esprit sur tout ce qui se rapporte à la vie normale, *organes et fonctions ;* elle satisfait le Naturaliste.

Quant au Médecin, d'autres intérêts font naître en lui d'autres désirs. Son but étant la guérison et le soulagement des malades, il demande que l'étude du corps humain et de ses fonctions hygides vienne éclairer ses fonctions pathologiques, en fournissant des éléments nouveaux, pour arriver à la nature du mal et au remède efficace.

C'est l'Anatomie médicale qu'il vous convient d'apprendre ; c'est celle que nous devons vous enseigner.

Ainsi, l'Anatomie, d'abord considérée en elle-même, ensuite envisagée dans ses rapports avec la Physiologie, la Pathologie et la Thérapeutique : tel est le programme d'un enseignement qui me semble répondre d'une manière particulière à vos besoins.

Veuillez, Messieurs, par anticipation, supposer cette tâche accomplie, et constater la face nouvelle que l'Anatomie offre à vos yeux sous l'influence de tous ces enchaînements.

Vous écoutiez avec peine la description minutieuse d'une disposition organique dont l'importance vous échappait. On étalait, par exemple, devant vous le parenchyme pulmonaire ; on poursuivait avec minutie les ramifications les plus déliées des canaux innombrables qui le sillonnent ; on recherchait le mode de distribution de ses radicules microscopiques, la grandeur des vésicules terminales, les pores de ces vésicules, leurs rapports avec les vaisseaux qui serpentent autour d'elles ; on appréciait les calculs des Physiologistes qui, avec Keil, en ont mesuré la surface ; on notait les relations qui existent entre le nombre des vaisseaux et la capacité pulmonaire, etc., et votre attention, fatiguée par ces détails, allait céder aux distractions involontaires, lorsque, concrétant toutes ces abstractions, l'Anatomiste vous a présenté l'image de la respiration en acte, vous a montré l'accord admirable établi entre l'organe et la fonction. Toutes les conditions matérielles d'une endosmose et d'une exosmose que la Force Vitale avait su s'approprier en les accommodant à ses besoins, vous ont apparu dans cet amas de fibres et de cellules, et vous avez éprouvé un bonheur réel en voyant se soulever un coin du voile qui cachait à vos yeux l'un des plus obscurs et des plus mystérieux des phénomènes de la vie.

Il existe dans le corps vivant et au niveau du pli de l'aine un canal dont tous les Anatomistes indiquent avec une précision mathématique l'étendue, le calibre, les rapports. Parties contenantes et parties contenues, vaisseaux artériels et veineux, nerfs et membranes, saillies et enfoncements, connexions avec les régions voisines, anomalies, changements possibles et à prévoir : rien n'échappe à l'œil investigateur de celui qui le décrit.

Pourquoi ces divisions infinies, ces considérations sur des éléments presque insaisissables ? C'est pour répondre, cette fois, aux exigences de la Pathologie et de la Thérapeutique. — Ce canal, réservé à des organes migrateurs qui doivent naturellement y trouver un passage, conduit de la surface du corps jusque dans ses profondeurs. Sous l'influence de dispositions maladives, il s'ouvre à des viscères qui se déplacent et qui ne trouvent plus dans leur position anormale une liberté suffisante pour l'exercice de leur fonction.

Alors l'homme de l'art doit intervenir pour apprécier le désordre et établir l'indication curative ; alors la nécessité d'une minutieuse anatomie se fait sentir ; et c'est ainsi que l'histoire et l'interprétation d'un étranglement herniaire jettent un puissant intérêt sur l'énumération de tous les détails que nous offrent les régions inguinales.

Cet intérêt s'accroît encore sous l'influence des considérations thérapeutiques, si la hernie doit devenir le théâtre d'une opération ; car la connaissance de toutes les particularités anatomiques donne en quelque sorte à la région la transparence du cristal et conduit sûrement l'œil et la main du Chirurgien à travers les écueils les plus dangereux.

Ainsi, partout la notion des faits de l'ordre anatomique sera considérée comme éclairant les faits morbides, comme pouvant seule inspirer cette heureuse audace qui va chercher à travers les parties vivantes des vaisseaux à lier, des tumeurs à extirper, des organes à réduire.

Messieurs,

Si j'ai suffisamment caractérisé notre science et notre méthode, vous devez comprendre toute la portée de l'une et de l'autre. La première ne sera pas une simple détermination d'espèces anatomiques, la seconde ne se contentera point d'énumérer ces espèces ; l'une devra se montrer agréable et utile, l'autre devra secourir votre intelligence et non la violenter.

Parmi les hommes de science, il en est qui se contentent d'énumérer, de colliger les faits ou les idées ; les autres utilisent ces précieux catalogues, volent à de nouvelles recherches, créent les explications, induisent et théorisent. Les uns ne font que *ramasser*, les autres combinent et fécondent.

Un judicieux Philosophe, MONTAIGNE, appelait les premiers des hommes *très-savants;* il les séparait avec soin de ceux de la seconde classe, qu'il appelait des hommes *bien savants.*

Vouons aux premiers la reconnaissance que méritent leur patience et leurs modestes travaux ; mais ne cessons de faire tous nos efforts pour nous élever jusqu'au rang de ceux qui peuvent lier les détails, profiter des richesses éparses, les systématiser, établir leur dépendance mutuelle, et trouver enfin, dans ce qu'ils ont acquis, un levier pour élever leur esprit à la hauteur de ce qu'ils ignorent encore.

La science véritable, la bonne science est la réunion harmonique de tous les faits, de toutes les notions que possède l'homme *bien savant.*

Et maintenant, MESSIEURS, pour arriver, autant qu'il est en nous, à ce but désirable, il faut que votre intelligence et la mienne s'unissent dans la même pensée. Le concours de nos efforts et leur influence réciproque pourront seuls abattre les obstacles qui s'offriront devant nous.

Pour moi, j'ai compris et mesuré toute la difficulté de ma tâche.

En paraissant dans cette Chaire, je la trouve pleine encore

des souvenirs de l'homme qui, pendant vingt-huit ans, y dépensa le zèle le plus fécond et toutes les forces de sa nature expansive.

Pourrai-je, comme lui, vous rendre la science agréable, et mettre sous vos pas l'attrait du plaisir à la place de la loi du devoir? Me sera-t-il permis, enfin, de diminuer les regrets que vous inspire une retraite que les labeurs de l'étude et de l'enseignement ont rendue prématurée, en consumant d'une manière rapide cette flamme d'une vie d'élite, placée de la main de Dieu au cœur de tous les hommes de dévouement?

Vous m'épargnerez, MESSIEURS, une comparaison dangereuse avec le Maître vénéré qui emporte votre reconnaissance et vos filiales sympathies.

Mon ambition s'arrêtera au désir de vous être utile. Appuyé sur les traditions dont notre Faculté s'honore, encouragé par les preuves non équivoques de votre émulation, je sentirai grandir mon zèle, et je consacrerai sans réserve ma modeste part d'influence au maintien de la gloire acquise et à la continuité de vos progrès.

FIN.

PRINCIPALES PUBLICATIONS DU MÊME AUTEUR.

DE L'EMPLOI THÉRAPEUTIQUE DU NITRATE D'ARGENT, et spécialement de l'emploi de cette substance dans les maladies des membranes muqueuses.

De l'application des MÉTHODES THÉRAPEUTIQUES aux maladies chirurgicales.

DE L'INFLUENCE DE L'AIR ET DES ALIMENTS sur la production et le traitement des maladies chirurgicales.

De l'anatomie pathologique, du diagnostic différentiel et du traitement des TUMEURS CANCÉREUSES.

De quelques phénomènes remarquables observés à la suite de l'ÉTRANGLEMENT HERNIAIRE.

Mémoire sur l'EMPLOI DU COTON EN CHIRURGIE.

OBSERVATIONS CLINIQUES recueillies à l'Hôtel-Dieu de Nimes.

DE L'EMPLOI DU RATANHIA contre la blennorrhagie.

CONSULTATION SUR UN CAS D'HERMAPHRODISME.

DE LA LITHOTRITIE à l'occasion de deux faits remarquables observés dans les salles de clinique chirurgicale.

Mémoire sur l'OEDÈME DE LA GLOTTE OU ANGINE LARYNGÉE OEDÉMATEUSE.

Mémoire sur les PERFORATIONS SPONTANÉES DU TUBE DIGESTIF, pour servir à l'histoire de la fièvre typhoïde.

Mémoire sur une NOUVELLE MÉTHODE OPÉRATOIRE POUR LA CURE DES RÉTRÉCISSEMENTS DU RECTUM. — Avec planches. — Lu à l'Académie de Montpellier, le 8 février 1847.

DU LAIT, DE LA LACTATION et des maladies qui s'y rapportent.

MÉMOIRES DE MÉDECINE ET DE CHIRURGIE CLINIQUE. — 1 Vol. in-8°.

EXPOSITION ET APPRÉCIATION DES PRINCIPALES DÉCOUVERTES FAITES EN CHIRURGIE CLINIQUE depuis le commencement du XIXe siècle.

DU BUT ET DES PRINCIPES DE L'ENSEIGNEMENT CLINIQUE; discours prononcé à l'ouverture du Cours de clinique chirurgicale.

Mémoire sur une OPÉRATION DE LA LIGATURE DE LA CAROTIDE PRIMITIVE pratiquée par l'auteur pour un ANÉVRYSME DE LA FACE et suivie de succès.

Etudes sur les CARACTÈRES ANATOMIQUES DES MONSTRES DOUBLES SYCÉPHALIENS, etc.